ESSAIS

SUR DES

MÉDICAMENTS NOUVEAUX

HAMAMELIS VIRGINICA

SON ACTION THÉRAPEUTIQUE

PAR

Le Dr René SERRAND
Médecin consultant aux Eaux de Cauterets,
Lauréat de la Faculté de Médecine de Paris,
Chevalier de la Légion d'honneur.

PARIS
ADRIEN DELAHAYE ET E. LECROSNIER, EDITEURS
PLACE DE L'ÉCOLE-DE-MÉDECINE

—

1881

ESSAIS

SUR DES

MÉDICAMENTS NOUVEAUX

HAMAMELIS VIRGINICA

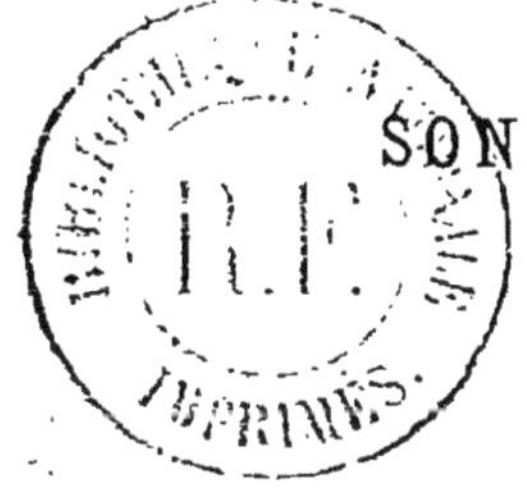

SON ACTION THÉRAPEUTIQUE

PAR

Le Dr René SERRAND

Médecin consultant aux Eaux de Cauterets,
Lauréat de la Faculté de Médecine de Paris,
Chevalier de la Légion d'honneur.

PARIS

ADRIEN DELAHAYE ET E. LECROSNIER, ÉDITEURS

PLACE DE L'ÉCOLE-DE-MÉDECINE

1881

ESSAIS

SUR DES

MÉDICAMENTS NOUVEAUX

HAMAMELIS VIRGINICA

SON ACTION THÉRAPEUTIQUE

Notre matière médicale qui devait déjà à l'Amérique quelques-uns de ses médicaments les plus précieux, le Quinquina et l'Ipécacuanha, puis le Senega Polygala, acquisition plus modeste, lui a fait pendant ces dernières années de nouveaux emprunts ; nous avons adopté successivement le Gelsemium sempervirens de l'Amérique du Sud, le Monésia, le Jaborandi du Brésil, le Guarana de l'Uruguay, le Ratanhia, la Coca du Pérou et le Veratrum viride ou Ellébore d'Amérique.

L'Hamamelis Virginica (Witch Hazel) est un médicament qui ne figure dans aucun ouvrage de thérapeutique français, c'est encore là une importation américaine.

A peine connu en Europe, il est très répandu dans le Nouveau-Monde où il est même passé dans les usages de médecine domestique ; on le trouve dans chaque famille, tous les voyageurs en emportent un flacon dans leur nécessaire ; le *Ponds Extract* si en faveur aux États-Unis n'est autre chose qu'une eau distillée d'Hamamelis, préparation de beaucoup inférieure à la teinture d'Hamamelis Virginica.

C'est dans la matière médicale des nouveaux remèdes de Hale (1), cet ouvrage si riche en renseignements pratiques, que nous avons trouvé les premières applications thérapeutiques de l'Hamamelis, nous avons traduit le chapitre consacré par l'auteur américain à ce médicament et nous allons en donner un résumé.

HAMAMELIS VIRGINICA.

WITCH HAZEL, *Noisetier de sorcière* (2).

Description. — C'est un arbuste indigène appelé quelquefois *fleur d'hiver* (*Snapping hazel nut*), aune tacheté, etc.

Il est formé de plusieurs troncs branchus, tordus, provenant de la même racine, atteignant de 1 à 2 pouces de diamètre, 10 ou 12 pieds de hauteur et couverts d'une écorce lisse grise et tachetée.

C'est un arbuste beaucoup plus grand que le noisetier comestible dont le tronc est droit, non tacheté et brun.

(1) Edwin M. Hale. Materia medica and Special therapeutics of the New Remedies. Fourth edition, vol. I, p. 345. Bœricke and Tafel, New-York and Philadelphia, 1879.

(2) Ce nom lui vient de la vertu qu'on lui attribuait de faire découvrir les trésors cachés.

L'Hamamelis Virginica croit dans presque toutes les régions des Etats-Unis, spécialement dans les bois humides; il fleurit de septembre à novembre au moment de la chute des feuilles et ses graines mûrissent l'été suivant.

L'écorce et les feuilles sont les parties employées en médecine, elles ont une odeur agréable, aromatique et un goût amer et astringent, elles laissent à la bouche une sensation à la fois âcre et sucrée.

Action thérapeutique. — Hale passe en revue les différents organes et il ressort, tant de ses expériences physiologiques que de ses essais thérapeutiques, que l'Hamamelis est un médicament puissant dans toutes les affections du système veineux. Il l'a toujours trouvé efficace contre les congestions passives et l'a employé avec succès dans la phlébite, les varices, les congestions et hémorrhagies veineuses. Qu'il s'agisse de *varicose de la gorge* ou d'*hémorrhoïdes douloureuses et saignantes* l'action a été identique.

Hale présente ce nouveau médicament comme un *hémostatique puissant* et il insiste surtout sur les résultats curatifs qu'il a obtenus dans les affections suivantes :

Tête (1). — Céphalalgie gravative.

Epistaxis idiopathique ou symptomatique.

Stomatite simple ou érythémateuse, stomatite aphtheuse.

Hémorrhagies de la muqueuse buccale et des gencives.

Gonflement des gencives. (Scorbut.)

(1) Nous conservons la classification par région adoptée par Hale.

Conjonctivite simple hyperémique, conjonctivite simple catarrhale.

Gorge. — Amygdalite. Pharyngite avec hyperémie et dilatation variqueuse du réseau veineux. Varicose de la gorge.

Appareil digestif. — Hématémèse.
Hémorrhagies intestinales.
Hémorrhoïdes douloureuses et saignantes.

Organes génitaux urinaires. — Uréthrite aiguë simple ou virulente. Uréthrite catarrhale.
Orchite blennorrhagique (1).
Névralgie testiculaire.
Varicocèle et cirsocèle.
Métrorrhagie.
Vaginite aiguë.
Prurit vulvaire, vaginisme.
Leucorrhée.
Dysménorrhée, aménorrhée.
Hémorrhagies supplémentaires.
Névralgie utérine.
Ovarites consécutives à des métrites blennorrhagiques.
Phlegmatia alba dolens.

Organes respiratoires. — Laryngite hyperémique.
Hémoptysie.

Circulation. — Congestions veineuses passives.
Phlébite, phlegmatia alba dolens.
Hémorrhoïdes douloureuses et saignantes.
Varices. Ulcères variqueux.
Scorbut. Purpura.

(1) Hale insiste sur l'action de l'Hamamelis dans les cas d'orchite et il recommande son usage simultané à l'intérieur et à l'extérieur.

Le médicament a été employé par Hale sous forme de teinture alcoolique préparée avec l'écorce et les feuilles ; dans le plus grand nombre des cas l'emploi externe a été combiné avec son usage interne.

Comme nous le constations au début de ce travail, aucun livre de thérapeutique français ne fait mention de l'Hamamelis Virginica. C'est en vain que nous avons cherché le nom de cette plante dans le Dictionnaire encyclopédique des sciences médicales, il ne figure pas davantage dans le Nouveau Dictionnaire de Médecine et de Chirurgie pratiques. Bouchardat lui aussi est muet à son sujet; même silence de la part de Robin et Littré, ainsi que de Bouchut et Després.

Depuis quelques années nous avons fait des expériences répétées sur l'Hamamelis Virginica (1); elles tendent toutes à confirmer l'*efficacité* de cet agent dans les *congestions passives* et à lui attribuer une *action analgésique excessivement rapide.*

Pour ne pas dépasser le cadre que nous nous sommes tracé, nous nous contenterons aujourd'hui de prélever parmi les nombreuses observations que nous avons recueillies huit observations qui correspondent à différents types pathologiques pour lesquels l'Hamamelis nous a semblé avoir une action thérapeutique bien franche.

(1) Nos recherches ont été faites en commun avec le Dr Daniel Serrand auquel nous adressons ici nos remerciments pour son utile concours ; notre pratique médicale étant limitée à la durée de notre séjour aux Eaux de Cauterets, il nous aurait été difficile de poursuivre seul une série d'expériences qui s'adressent la plupart à des affections chroniques à marche lente.

OBSERVATION I. (*Personnelle.*) — *Pharyngo-laryngite chronique chez un sujet herpétique. Etat variqueux du pharynx. Persistance des signes congestifs sur la corde vocale inférieure droite et localisation sur une partie de cettecorde.*

Mlle M..., artiste lyrique, 21 ans, herpétique, lymphatique, nerveuse.

En 1875, Mlle M..., après des débuts brillants a été prise d'un enrouement qui l'a forcée à renoncer à la carrière théâtrale; elle s'était adressée successivement à plusieurs spécialistes, lorsqu'elle vint se confier à nos soins en juin 1877.

Examen laryngoscopique. — Pharyngo-laryngite chronique avec diathèse herpétique. Muqueuse pharyngienne rosée sur laquelle se détachent de nombreuses glandules d'un rouge vif entourées d'arborisations vasculaires. Luette œdématiée.

Aspect velvétique de la muqueuse interaryténoïdienne. Cordes supérieures rouges œdématiées. Congestion intense des deux cordes vocales inférieures; l'état congestif est surtout excessivement prononcé sur la corde vocale droite qui est hypertrophiée.

Les modifications apportées non seulement dans la coloration des cordes, mais encore dans leur volume, expliquent facilement le timbre plus grave de la voix et l'enrouement.

Pityriasis capitis. Acné simplex. Métrorrhagies.

Le 21 juin. Excision de la luette.

Pendant les quatre premiers mois de notre traitement, nous employons divers moyens et nous n'obtenons pas de notables modifications du côté de l'organe vocal.

Le 2 octobre. Examen laryngoscopique. — Sur le fond d'une muqueuse pharyngienne rosée se détache un lacis vasculaire variqueux entourant des glandules d'un rouge intense. Çà là on aperçoit une tache ecchymotique produite par la rupture d'un des petits vaisseaux gorgés de sang.

Les cordes supérieures sont moins œdématiées.

La corde vocale inférieure gauche est passée de la couleur rouge au rose mais la corde vocale droite a conservé sa coloration rouge et, en examinant avec soin, on constate que la muqueuse de cette corde est inégale et réticulée.

Nous prescrivons :

1° Traitement interne : poudre de Capsicum annuum.

2° Traitement externe : tous les deux jours attouchements sur les cordes vocales avec le mélange suivant :

Teinture d'Hamamelis Virginica.	1/3
Glycérine anglaise	2/3

Le 18 octobre. Nous constatons une modification dans l'état de la malade.

Le lacis vasculaire du pharynx est bien moins prononcé.

Les deux cordes vocales inférieures sont rosées, mais la coloration de la corde vocale droite est toujours plus foncée.

Même traitement.

Le 24 octobre. Même état, même traitement.

Le 30 octobre. La corde vocale inférieure gauche est d'un blanc laiteux, la corde droite est toujours rosée; de plus il y a localisation d'une coloration rouge suivant une ligne longitudinale le long du bord adhérent. Même traitement.

Le 6 novembre. Pharynx normal; c'est à peine si l'on aperçoit une fine arborisation vasculaire se détachant sur le fond de la muqueuse.

Vestibule laryngien normal ; la corde gauche est d'un blanc mat, la corde droite est encore légèrement rosée et il y a toujours persistance d'une coloration rouge suivant une ligne longeant son bord adhérent.

Le 11 novembre. Persistance des mêmes signes, continuation des pansements Hamamelo-glycérinés ; suppression du Capsicum annuum.

Le 21 novembre. (Trois jours après l'époque.) Il a été pratiqué 15 attouchements laryngiens : la corde vocale gauche est d'un blanc nacré normal, la corde droite est blanche dans presque toute son étendue, mais il existe une traînée rosée sur son bord adhérent et la muqueuse plus épaisse en ce point est éraillée.

Le 23 décembre. 30e attouchement des cordes vocales avec l'Hamamelis Virginica.

État général satisfaisant.

Le pharynx est normal et, ainsi que le vestibule laryngien, il n'offre plus de traces de vascularisation variqueuse.

La prolifération épithéliale de la commissure interaryténoïdienne est moins sensible.

Cordes supérieures normales.

La corde vocale inférieure droite est blanche comme la corde vocale gauche, avec cette seule différence qu'elle est d'un blanc moins nacré, surtout sur son bord adhérent; la trame de la muqueuse semble en ce point un peu dépolie mais il n'y a plus ni coloration anormale ni hypertrophie.

L'affleurement est complet, la tension est bonne et il y a parité absolue dans les mouvements.

A dater de ce moment nous considérons Mlle M... comme guérie et nous l'autorisons à reprendre ses exercices de chant.

Nous avons pu constater la persistance des résultats acquis et cela malgré un coryza et une bronchite qui auraient pu remettre en cause l'organe vocal.

Observation II. (*Personnelle.*) — *Pharyngo-laryngite catarrhale chronique, chez un sujet herpétique, avec localisation des signes de congestion sur la corde vocale gauche.*

Mlle A..., artiste lyrique, 20 ans, créole, herpétique, lymphatique; grand développement du tissu adipeux, se présente à notre consultation *le 11 juillet* 1880.

Examen laryngoscopique. — Pharyngo-laryngite catarrhale chronique. Luette déviée à droite. Amygdale droite légèrement hypertrophiée.

Rougeur granuleuse de la corde vocale inférieure gauche dans toute son étendue, mais plus marquée vers la partie antérieure.

Mlle A... a été obligée de renoncer à ses études.

Enrouement portant surtout sur le médium. Voix parlée bonne.

Traitement : Eaux de Cauterets, source César, en boisson et en pulvérisations.

Le 26 juillet. (Au bout de quinze jours de traitement.)

L'examen laryngoscopique montre une diminution dans l'étendue de la rougeur granuleuse qui n'occupe plus que la moitié de la longueur de la corde vocale gauche et les deux tiers de sa largeur, de telle sorte que le bord libre a une coloration presque normale.

A partir de ce moment nous perdons de vue la malade qui, contente de cette amélioration relative, ne revenait nous trouver que lorsqu'elle y était contrainte par l'état de sa voix. Nous l'examinons chaque fois au laryngoscope et nous constatons une localisation persistante de la rougeur sur la moitié antérieure de la corde vocale gauche.

Le 7 janvier 1881. Mlle A... vient nous retrouver, elle est atteinte d'un enrouement qui dure depuis plusieurs semaines et est bien décidée, nous dit-elle à se soigner d'une façon suivie.

La voix parlée est enrouée, la voix chantée a perdu son timbre, il y a des chats, le médium est presque nul.

Le miroir laryngien nous montre, outre les symptômes de congestion subaiguë du pharynx et du vestibule laryngien, une rougeur vive avec boursouflement de la muqueuse de toute la corde vocale gauche, sur la partie antérieure de laquelle se dessine une veinule variqueuse, oblique d'avant en arrière, du bord adhérent au bord libre.

Avec cela rapprochement incomplet des cordes.

L'examen laryngoscopique est devenu difficile, on a peine à faire redresser l'épiglotte.

Nous prescrivons : Teinture de noix vomique, deux gouttes matin et soir.

Nous avons l'habitude d'employer ce médicament pour faciliter nos examens laryngoscopiques, lorsqu'il y a obstacle ou difficulté provenant de parésie laryngienne.

Le 12 *janvier*. Il y a déjà moins de parésie épiglottique.

Même traitement.

Le 17 *janvier*. Nous basant sur l'état variqueux de la corde vocale gauche, nous prescrivons :

1° Teinture d'Hamamelis, 2 gouttes dans une cuillerée à bouche d'eau, quatre fois par jour.

2° Deux fois par jour, inhalation pratiquée en faisant tomber à trois reprises 15 gouttes de teinture d'Hamamelis dans de la vapeur d'un demi-litre d'eau maintenue en ébullition. Durée de chaque inhalation, 15 minutes.

Le 20 *janvier*. L'examen du larynx se fait facilement, la malade est moins enrouée, diminution de la congestion pharyngienne, la tuméfaction et la rougeur de la corde vocale gauche se localisent à la moitié antérieure.

Le 24 *janvier*. Amélioration marquée, la voix parlée est devenue claire, l'hyperémie pharyngienne et du vestibule laryngien s'est notablement amendée, la tache rouge de la corde vocale gauche a diminué d'étendue, la veinule est aussi saillante.

Continuation du traitement précédemment ordonné.

Le 29 *janvier*. L'examen laryngoscopique est devenu très facile ; retour à l'état normal de la muqueuse du pharynx et du vestibule laryngien, il ne reste plus sur la corde vocale gauche qu'une tache rouge, si réduite comme dimension qu'on l'aperçoit seulement à la commissure antérieure, lors de l'émission de la voyelle *é*, en donnant un son très aigu de façon à relever fortement l'épiglotte.

La malade peut chanter, nous lui conseillons cependant de conserver encore le repos de l'organe vocal.

Le 5 février. L'amélioration se soutient, la malade nous demande l'autorisation de reprendre ses études, elle est en pleine possession de sa voix.

Il ne reste plus qu'un très léger état dépoli de la muqueuse devenue grisâtre dans un espace limité comme un grain d'orge.

La veinule variqueuse fait encore une légère saillie, mais non seulement elle est beaucoup moins prononcée, mais encore elle est pâle, décolorée.

Nous avons revu depuis Mlle A..., et nous avons eu la confirmation de la guérison. La voix est revenue, avec son étendue primitive et son timbre normal, et Mlle A... a pu reprendre sa carrière interrompue.

Observation III. (*Personnelle.*) — *Ango-amygdalite chronique, poussée aiguë avec léger état catarrhal du larynx chez un sujet arthritique.*

Mlle B..., de Londres, 39 ans, institutrice dans une famille, fille de goutteux, arthritique, sanguine, de constitution forte.

A l'âge de 16 ans, a eu une attaque de rhumatisme articulaire aigu généralisé, durée six semaines; depuis, quelques attaques subaiguës de peu d'importance. Urines très souvent troubles, sédimenteuses, laissant un dépôt de sable rouge.

Il y a quatorze ans, mal de gorge avec abcès des amygdales, suivi de nombreuses récidives. Enrouement fréquent, mais jamais de véritable aphonie. Ordinairement règles très abondantes, sang très rouge. Depuis trois mois, souffre beaucoup de la gorge et des amygdales, et malgré divers moyens n'a obtenu aucun soulagement.

Pour la première fois, la dernière époque a été peu abondante et le sang décoloré.

Le 30 juin 1880. Mlle B... vient nous trouver, elle se plaint de difficulté pour avaler la salive ; le passage de l'air, le contact des aliments est douloureux, voix un peu nasonnée, petite toux sèche, sécheresse de la gorge.

Examen laryngoscopique. — Sur une muqueuse pharyngienne d'un rouge vif se détachent des arborisations vasculaires; tuméfaction énorme et rougeur intense des deux amygdales dont les bords libres viennent presque en contact.

L'hypertrophie de l'amygdale gauche est encore plus considérable que celle de l'amygdale droite.

Cette congestion est en grande partie limitée au pharynx, l'examen ne dénote qu'un léger état catarrhal du vestibule laryngien et des cordes supérieures, les vocales inférieures sont d'un gris sale.

Nous prescrivons :

1° Teinture d'Hamamelis Virginica, deux gouttes dans une cuillerée à bouche d'eau, toutes les deux heures.

2° Matin et soir inhalation de dix minutes, en faisant tomber à trois reprises, quinze gouttes de teinture d'Hamamelis dans la vapeur d'un demi-litre d'eau maintenue en ébullition.

3° Matin et soir et après chaque repas, gargarisme avec : Teinture d'Hamamelis 20 gouttes, eau tiède, un verre ordinaire.

Le 5 *juillet*. La malade dit avoir éprouvé un soulagement très rapide, la sécheresse de la gorge a disparu dès les premières inhalations, et le second jour Mlle B... pouvait avaler sans difficulté.

L'examen nous montre un amendement très notable des signes congestifs observés six jours auparavant.

La muqueuse pharyngienne est passée du rouge intense à une teinte rosée voisine de la coloration normale, le lacis vasculaire moins gorgé de sang n'apparaît plus que comme un fin tracé. Les amygdales revenues sur elles-mêmes ne se présentent plus comme deux obstacles fermant l'entrée des premières voies. L'amygdale gauche est un peu plus forte que la droite.

Le larynx serait absolument normal si les cordes vocales n'étaient encore un peu laiteuses.

Traitement :

1° Teinture d'Hamamelis Virginica, deux gouttes matin et soir.

2° Une inhalation à l'Hamamelis, de dix minutes chaque matin.

3° Gargarisme à l'Hamamelis après chacun des repas et le soir au coucher.

Le 10 *juillet*. L'état de la gorge est très satisfaisant, plus de congestion pharyngienne, résolution de l'amygdalite, l'amygdale gauche est cependant encore un peu plus volumineuse que la droite.

Nous pratiquons et conseillons à Mlle B... de faire matin et soir un attouchement sur les amygdales et principalement sur celle du côté gauche avec le mélange suivant :

Teinture d'Hamamelis Virginica. 1/3
Glycérine anglaise. 2/3

Ce moyen nous a toujours réussi en pareil cas.

Observation IV. (*Personnelle.*) — *Conjonctivite catarrhale, récidive chez un sujet prédisposé.*

Mme R..., rentière, 55 ans, arthritique, nerveuse, sanguine ; constitution forte, congestions faciles, sujette à des névralgies violentes, a franchi la ménopause, à cette époque pertes abondantes.

Cette malade a eu à plusieurs reprises des conjonctivites qui avaient tendance à passer à l'état chronique et avait alors recours successivement à plusieurs moyens, tels que collyre au borate de soude, collyre au sulfate de zinc, etc., etc.

Le 23 août 1880. Mme R..., se présente à nous dans l'état suivant : œil gauche à demi fermé, photophobie, larmoiement, hyperesthésie de la muqueuse oculaire et de la muqueuse palpébrale qui est d'un rouge framboisé, sensation de corps étranger, grain de sable, mais il n'y a pas de douleur périorbitaire.

L'œil droit, qui d'abord était intact, est pris par sympathie et l'on observe, quoique affaiblis, les mêmes signes qu'à l'œil gauche.

Au réveil, les deux paupières sont agglutinées.

Prescription :

1° Teinture d'Hamamelis Virginica, une goutte dans une cuillerée à bouche d'eau, cinq fois par jour.

2° Teinture d'Hamamelis, vingt gouttes pour 120 gram

mes d'eau tiède, baigner l'œil dans une œillère pendant 3 à 5 minutes, répéter toutes les deux heures.

Le 2 septembre. (Huit jours après le début du traitement.) La malade revient considérablement améliorée, et dit avoir éprouvé un soulagement marqué dès les premières applications, elle a en outre observé que l'amélioration obtenue ne persistait guère au delà des trois heures consécutives à l'application, et toutes les fois qu'elle voulut se relâcher de la régularité de son traitement elle remarquait qu'elle perdait une partie des résultats obtenus.

Nous constatons que l'œil droit est complètement décongestionné ; du côté gauche l'hyperémie de la conjonctive oculaire a diminué d'une façon notable, tandis que celle de la muqueuse palpébrale persiste encore.

Le 11 septembre. Mme R..., se considère comme guérie, elle se loue vivement du résultat obtenu et du médicament employé, cependant nous constatons un peu d'état framboisé de la muqueuse palpébrale, côté gauche, surtout vers son bord libre et nous conseillons à Mme R... de continuer le traitement externe, mais trois fois par jour seulement.

Le 30 septembre. Nous revoyons Mme R..., la guérison est complète.

Observation V. (*Personnelle.*) — *Blépharite glanduleuse.*

M. F..., 50 ans, homme de lettres, très nerveux, arthritique, sujet à des migraines violentes et à des névralgies excessivement rebelles, lit et écrit beaucoup à la lumière.

Le 10 octobre 1880. M. F... se plaint d'épiphora,

éprouve la sensation d'un grain de sable sous la paupière, œil droit; le bord de la conjonctive palpébrale est rouge.

Nous observons une hyperémie sous-conjonctivale suivant des lignes parallèles à la série des glandes de Meibomius ; une de ces glandes fait une saillie appréciable.

Nous conseillons :

Teinture d'Hamamelis Virginica, 30 gouttes pour un verre d'eau tiède ; lavage toutes les trois heures.

Le 12 octobre. (Deux jours après.) Nous revoyons le malade, il a éprouvé un soulagement presque immédiat de la sensation douloureuse (grain de sable); il ne se plaint plus que de son larmoiement.

Les symptômes locaux sont notablement amendés, les lignes rouges correspondant à la série des glandes de Meibomius sont moins marquées.

Même traitement.

Nous restons quelque temps sans revoir M. F..., et il nous apprend que de son propre mouvement il a augmenté la dose, de telle sorte que pour les dernières applications il usait d'un mélange de teinture d'Hamamelis 2/3 pour eau tiède 1/3 et n'éprouvait au moment du lavage qu'une cuisson assez vive suivie très rapidement de la disparition absolue de l'épiphora qui n'a plus reparu.

Actuellement M. F... se lave soir et matin les yeux avec une solution d'Hamamelis à la dose prescrite au début par nous et est absolument satisfait de l'état de sa vue.

Observation VI. (*Personnelle.*) — *Hydartrose rhumatismale du genou gauche chez un sujet atteint de varices.*

Mme S..., de Tulle, 49 ans, rentière.

Arthritique, hémorroïdaire, constitution forte, sujette à de fréquentes congestions veineuses et à des troubles de la circulation hépatique. Est atteinte d'hydarthrose rhumatismale du genou gauche.

Le 7 octobre 1880. Tuméfaction pâle de toute la région du genou. La palpation dénote la présence de liquide dans l'articulation, surtout dans les culs-de-sac supérieurs.

La marche est très difficile, le gonflement est beaucoup plus considérable chaque soir.

Douleurs violentes de forme névralgique avec crises d'exacerbation par la chaleur du lit.

Il y a en même temps un état variqueux marqué, auquel nous attribuons pour une part les douleurs ressenties par la malade.

Traitement :

1° Teinture d'Hamamelis Virginica, 2 gouttes dans une cuillerée d'eau, quatre fois par jour.

2° Pansements avec compresses imbibées de la solution :

Teinture d'Hamamelis. .	20 gouttes.
Eau fraîche.	120 grammes.

Recouvrir de feuille d'ouate et de taffetas gommé.

Le 11 octobre. Nous revoyons la malade qui nous dit avoir obtenu une diminution rapide de la tuméfaction et un soulagement presque immédiat chaque fois qu'elle faisait une application des compresses imbibées de la solution d'Hamamelis ; elle produisit ainsi une cessation absolue dans les douleurs, mais elle profita de ce mieux pour marcher dans son appartement, et nous constatons à peu près les mêmes signes physiques.

Le 18 *octobre*. Amélioration notable, diminution manifeste de la tuméfaction, peu de douleurs.

Le 21 *octobre*. Rechute à la suite d'imprudences.

Le 25 *octobre*. Nous revoyons Mme S..., qui nous dit avoir suivi exactement notre prescription ; la douleur a disparu une heure environ après l'application des compresses et le gonflement de l'articulation n'existait plus au bout de vingt-quatre heures.

Une seconde rechute provoquée par les mêmes imprudences a cédé aux mêmes moyens.

OBSERVATION VII. (*Personnelle.*) — *Métrite parenchymateuse chronique consécutive à l'arrêt d'involution de l'utérus après l'accouchement.*

Mme L. C..., de Rouen, 30 ans, rentière, se présente à nous le 4 *juin* 1878.

Arthritique nerveuse, de constitution moyenne. Caractère très variable, passage très rapide de la mélancolie à l'excitation. Réglée à 14 ans, toujours régulièrement et normalement; cependant, depuis trois ans les règles sont assez pauvres ; peu de pertes blanches.

Première couche en 1870, deuxième couche en 1875. Depuis le dernier accouchement a éprouvé de grandes fatigues, douleurs intolérables dans le bas-ventre, partant d'un point limité et venant irradier vers le creux de l'estomac, puis correspondant dans le dos.

Pesanteur dans la fosse iliaque gauche.

Douleurs lombaires et sacrées très violentes, avec tiraillement dans les aines et la partie interne des cuisses, s'étendant le long du nerf crural.

Pesanteur au périnée; en marchant sensation d'un poids qui tombe.

Les douleurs de reins s'exaspèrent par la marche, par le passage de la situation horizontale à la position assise et par le simple redressement du tronc ; le balancement de la voiture est insupportable.

La malade n'éprouve un peu de soulagement qu'en restant étendue.

Troubles dyspeptiques très prononcés, anorexie, gonflement, chaleur, constipation.

Au toucher, culs-de-sac libres, utérus lourd à déplacer.

L'utérus est en antéversion avec abaissement, le col porte en arrière sur le plancher vaginal.

On sent très nettement que tout l'organe, corps et col, est hypertrophié.

Au spéculum, on voit un col gros et violacé, les deux lèvres œdématiées sont largement renversées.

Le traitement consiste en un pansement utérin pratiqué chaque matin avec un tampon d'ouate imbibé de la préparation suivante :

Teinture d'Hamamelis Virginica.	1/3.
Glycérine anglaise.	2/3.

Ce tampon est conservé par la malade jusqu'au lendemain matin.

Chaque soir, friction le long de la colonne vertébrale, région lombaire, avec quelques gouttes de teinture d'Hamamelis.

Ce traitement est suspendu *le 24 juin*, un peu avánt l'arrivée des règles.

Le 2 juillet. Examen de la malade. L'utérus est plus mobile et les lèvres du col sont moins saillantes.

Au spéculum, on constate que l'hypertrophie du corps de l'utérus est moindre; le col, quoique encore très volumineux, n'a plus le même aspect; le renversement de la lèvre postérieure a en partie disparu, mais celui de la lèvre antérieure persiste.

L'état général de la malade est très sensiblement amélioré, l'estomac est devenu bon, la névralgie lombo-abdominale et lombo-sacrée est en partie calmée. La marche est supportée. Nous prescrivons la reprise du traitement ordonné le 4 juin dernier.

Le 25 juillet. La malade a pris de la force, les fonctions digestives se font régulièrement, la névropathie locale et générale a disparu complètement, il n'y a plus de douleurs de reins, ni de pesanteur dans le bassin; la malade marche sans éprouver de fatigue; elle supporte la voiture.

La décongestion de l'utérus s'est accentuée d'une façon très notable; nous constatons la diminution de volume de l'organe, facile à déplacer et le retour à la coloration normale du col.

OBSERVATION VIII. (*Personnelle.*) — *Métrite parenchymateuse chronique à la période d'infiltration, compliquée d'endométrite avec ulcération du col, consécutive à l'arrêt d'involution de l'utérus après l'accouchement.*

Mme H. W..., de San-Francisco, 36 ans, se présente à nous *le 3 juillet* 1879.

Herpétique, anémique, face pâle, muqueuses décolorées, yeux caves.

Enfance et jeunesse assez bonnes.

Les règles étaient autrefois régulières, elles ne le sont plus depuis plusieurs années, et à différentes reprises il y a eu des métrorrhagies.

Pertes blanches abondantes.

A eu un enfant il y a quinze ans. A commencé à souffrir trois mois après ses couches, pendant un voyage très fatigant en Californie.

Depuis, très nerveuse, céphalalgies opiniâtres, dyspepsie stomacale rebelle, surtout avant et après chaque repas. Dégoût pour les aliments, digestions très lentes, vomissements immédiatement après le repas.

Douleur ovarique gauche, la douleur de la fosse iliaque gauche est spontanée, mais elle est exagérée par la pression. Douleurs de névralgie lombo-abdominale insupportables.

Constipation avec débâcles.

La marche est pénible, la station debout provoque des douleurs dans les reins, la malade se fatigue très vite. Sensation de vide dans la tête. Douleurs névralgiques. Grande susceptibilité au froid, rhumes et maux de gorge fréquents. Pityriasis capitis. Petits boutons avec démangeaison sur les épaules et la poitrine, ce qui préoccupe beaucoup la malade. Souffle anémique au premier temps et à la base

Depuis quelque temps amaigrissement, tristesse.

Au toucher, antéversion très prononcée, les culs-de-sac sont libres, l'utérus est mobile mais lourd à remuer, le col est gros, large et mou, porté en arrière, il frotte sur le plancher vaginal.

Sensation de perte de substance un peu à droite et en avant de l'orifice du col.

Le spéculum démontre la présence d'une érosion de la dimension d'une pièce de un franc sur la lèvre antérieure; le col est gros et violacé et par l'orifice du canal cervical s'écoule un mucus abondant.

Le col saigne chaque fois qu'on applique le spéculum.

Le traitement consiste dans l'usage des eaux thermales de Cauterets de deux jours l'un, le jour suivant étant consacré au repos et à un pansement avec la teinture d'Hamamelis.

Ainsi un jour la malade boit à la source de Mauhourat, puis elle prend un bain avec l'eau du Rocher, en se servant d'un spéculum à grille dans le bain.

Le lendemain matin, pansement utérin au moyen d'un tampon d'ouate imbibé de la préparation :

Teinture d'Hamamelis Virginica. . .	1/3
Glycérine anglaise.	2/3

Ce tampon est conservé par la malade jusqu'au lendemain matin, il n'est retiré qu'au moment d'entrer dans le bain.

Le 22 juillet. Nous constatons une grande amélioration : les phénomènes dyspeptiques sont moindres, la malade mange, elle ne vomit plus après le repas, les forces reviennent, il y a une diminution dans le volume de l'utérus, le col est moins tuméfié, mais il est toujours hémorrhagique, l'ulcération entre en voie de réparation.

Même traitement.

Le 25 juillet. Nous suspendons le traitement à cause

de l'apparition des règles qui sont en avance de quatre jours, elles sont très abondantes.

Le 2 août. Reprise du traitement ordonné le 3 juillet, en alternant l'usage des eaux thermales sulfureuses de Cauterets avec les pansements utérins Hamamélo-glycérinés.

Nous ajoutons au traitement une douche à épingles écossaise sur la région lombaire, durée une minute.

Le 20 août. L'ulcération est entièrement réparée, le col est diminué de volume, et il est revenu à la coloration normale. Plus de pertes blanches, plus de tendance aux hémorrhagies.

L'état général est bon, sauf quelques douleurs de dyspepsie intestinale. Les douleurs de névralgie lombo-abdominale, si intolérables, n'existent plus ; la malade marche sans fatigue, elle n'éprouve plus de pesanteur dans le bassin.

CONSIDÉRATIONS.

Dans l'état actuel de nos connaissances sur l'Hamamelis Virginica, nous ne pouvons pas encore tirer des conclusions sur l'indication que peut présenter telle ou telle diathèse quant à l'emploi de cet agent thérapeutique.

Nous nous bornerons à noter que sur les huit observations publiées par nous, trois appartiennent à des sujets herpétiques et cinq à des arthritiques.

La malade de l'*observation* I était atteinte d'une *affection chronique de la voix*, rebelle depuis deux ans à tout traitement: nous-même nous n'avons obtenu pendant les quatre premiers mois que des résultats insignifiants, et ce n'est qu'à dater du 18 octobre que nous observons une amélioration progressive qui devait aboutir à une guérison constatée le 23 décembre suivant.

Dans ce cas, nous avons employé concurremment la poudre de Capsicum annuum à l'intérieur, et l'*Hamamelis en pansements laryngiens* ; nous ne pouvons donc pas tirer de cette observation des conclusions exclusives au point de vue de l'Hamamelis. Cependant nous remarquons qu'à dater du 11 novembre, le Capsicum fut supprimé, et qu'il ne fut fait usage que des *attouchements à l'Hamamelis.*

Nous avons donné le Capsicum à cause de la coexistence de métrorrhagies, et nous avons été amené à l'emploi simultané de l'Hamamelis et du Capsicum par l'analogie d'action de ces médicaments dans certains états, notamment congestions veineuses, congestions hémorrhoïdales, hémorrhagies veineuses.

L'*observation* II est plus concluante, nous l'avons placée à la suite de la précédente, à laquelle elle ressemble en plus d'un point. Là encore il s'agit d'une *affection ancienne de l'organe vocal* contre laquelle les traitements ordinaires employés par des spécialistes ont échoué, et où la guérison de la lésion locale et le retour de la voix sont obtenus par un traitement d'un mois composé de *teinture d'Hamamelis* à l'intérieur et *d'inhalation de vapeur d'eau chargée de cette teinture.*

Dans ce cas aussi la lésion est localisée, elle consiste dans un état de congestion chronique caractérisé par une rougeur occupant d'abord toute la corde vocale gauche, puis seulement sa partie antérieure, avec une dilatation variqueuse, signe qui nous a guidé dans le choix de ce médicament et qui a été très nettement guéri par lui.

A propos de la localisation de la congestion sur une corde vocale puis sur une partie de cette corde, nous dirons en passant que cet état est symptomatique d'une congestion de nature arthritique ou herpétique ; on ne l'observe pas dans les congestions idiopathiques.

Quant à la persistance plus marquée de la lésion à la partie antérieure de la corde vocale attaquée, elle pourrait être attribué à la richesse plus grande de la vascularisation en ce point.

Une raison encore qui militait en faveur de l'emploi de l'Hamamelis.

Dans l'*observation III*, *ango-amygdalite*, le fait le plus saillant est la *disparition presque immédiate des symptômes douloureux*. Nous verrons que toutes les observations où existe l'élément douleur nous donnent la confirmation de la très rapide et toujours efficace *action analgésique de l'Hamamelis.*

Nous remarquerons aussi le *prompt dégorgement* des *veinules variqueuses* et la *rapidité de la guérison.*

Dans l'*observation IV*, il s'agit non pas d'une conjonctivite aiguë à réaction vive et à terminaison rapide, mais bien d'une *conjonctivite catarrhale chez un sujet prédisposé par de nombreuses atteintes* du même mal, qui toutes, au dire de la malade, avaient eu une durée beaucoup plus longue.

Nous avons obtenu un *soulagement immédiat* de la douleur et une *diminution très rapide de l'hyperémie* ; toutefois, si l'action analgésique de l'Hamamelis était presque instantanée, nous remarquerons qu'il a fallu un usage assez répété de ce médicament pour obtenir un effet durable.

Mme R..., a pu sortir de bonne heure, elle a pu reprendre promptement la lecture, elle a obtenu dès la première heure une amélioration notable, et dès le second septénaire elle pouvait être considérée comme guérie.

Enfin nous ajouterons que le collyre à l'Hamamelis n'est pas d'une application douloureuse.

L'*observation V*, *blépharite glanduleuse*, nous montre encore l'Hamamelis agissant d'une façon rapide comme *modificateur du symptôme douleur et des signes de congestion veineuse.*

Nous remarquerons que, quoique cette teinture ait été employée topiquement par le malade dans des proportions beaucoup plus élevées que celles indiquées par nous, les résultats ont été favorables.

L'*observation VI*, *hydarthrose du genou*, n'est que la répétition des précédentes au point de vue du *soulagement presque immédiat* de la douleur obtenu par l'Hamamelis. Deux rechutes à la suite de négligence de traitement viennent indiquer la nécessité de ne pas se fier à l'action très rapide de ce médicament et d'en maintenir l'usage pendant un temps assez prolongé.

Dans cette observation le sujet était atteint en même temps de varices, ce qui la rapproche des précédentes.

Les *observations VII* et *VIII* sont toutes les deux des cas de *métrite parenchymateuse chronique.*

Nous avons été guidé dans l'emploi de l'Hamamelis

Virginica dans la métrite parenchymateuse chronique par l'usage si répandu en Amérique de ce médicament dans les maladie des femmes.

Du reste des travaux tout récents nous confirmeraient encore dans le choix de ce médicament, en nous montrant que la principale lésion de cette affection réside dans le système veineux de l'organe.

En effet il résulte des remarquables travaux entrepris par M. le Dr Fauquez (1) à la Clinique libre de M. le Dr Chéron, ainsi que dans le service de Saint-Lazare de ce savant gynécologiste, que la majeure partie des cas de métrite parenchymateuse chronique sont la conséquence de l'arrêt d'involution de l'utérus, après l'accouchement, dans des organismes atteints de maladie constitutionnelle ou en puissance de diathèse.

Pendant la gestation, la muqueuse utérine devient plus épaisse, plus molle, plus rouge, plus vasculaire; les vaisseaux sanguins et lymphatiques prennent une grande part à l'hypertrophie ; l'appareil vasculaire se développe, les artères, les capillaires et *principalement les veines se dilatent*, mais c'est surtout sur le système musculaire de ces vaisseaux que porte la transformation.

Si cette hypertrophie physiologique persiste après l'accouchement, elle devient hypertrophie pathologique. C'est là l'hypertrophie passive de M. Courty.

Le Dr Fauquez s'exprime ainsi : « N'importe quelle cause retardant ou empêchant le rétrécissement du système vasculaire de l'utérus, si développé pendant la grossesse, troublera le retour de l'utérus à son état primitif.

(1) Fauquez. De la métrite chronique. Paris, V.-A. Delahaye, 1879.

« *Les veines resteront dilatées*; il y aura un afflux de sang plus considérable ou une gêne dans la circulation du retour ; la nutrition de l'organe continuera à se faire comme pendant la grossesse et il en résultera le maintien de l'utérus à son état d'hypertrophie, au lieu de la dégénérescence graisseuse qui résulterait de la diminution de nutrition. »

Puisque la métrite parenchymateuse chronique est un effet de la *persistance de la dilatation du système vasculaire et en particulier des veines*, l'Hamamelis Virginica, qui est un modificateur puissant des congestions veineuses et qui a une action élective reconnue sur la tunique des veines, devait nécessairement faciliter l'évolution rétrograde de l'utérus. Une fois les vaisseaux dégorgés, les sinus affaissés, la trame musculaire hypertrophiée revient à son état primitif.

C'est surtout pendant la première période de la métrite chronique, période dite d'infiltration, caractérisée par l'hyperémie résultant de la dilatation veineuse que l'usage de l'Hamamelis est d'une grande utilité; en effet pour produire la guérison, il suffit de vaincre l'état congestif persistant de l'organe en ramenant la tonicité normale des parois veineuses ; c'est ce que prouvent les observations VII et VIII.

CONCLUSIONS.

1° Les observations que nous venons de rapporter confirment toutes ce qui a été écrit par Hale, à savoir que la *sphère d'action de l'Hamamelis Virginica est le système veineux;* en effet, quel que soit l'organe où nous ayons eu à noter une *congestion passive*, pharynx, larynx, conjonctive oculaire et palpébrale, membres inférieurs, utérus, l'Hamamelis s'est toujours montrée efficace dans ses applications.

2° De plus et c'est un fait sur lequel nous insistons tout particulièrement, *les symptômes douloureux se sont toujours très promptement amendés sous son action*, cependant, nous avons pu constater qu'au début de l'administration de l'Hamamelis, si l'effet était rapide, souvent presque immédiat, il n'était pas de longue durée et qu'il était nécessaire pour obtenir une action durable de revenir toutes les trois heures au même moyen jusqu'à ce que l'amélioration fût confirmée.

Nous n'avons parlé dans ce travail ni de la phébite, ni des hémorrhoïdes, ni des différentes hémorrhagies passives, car il nous a semblé surtout intéressant de diriger nos recherches sur des affections pour lesquelles l'Hamamelis Virginica n'était pas aussi préconisée par les auteurs américains; aussi bien, quel que soit le siège la modification anatomique était toujours la même et le résultat thérapeutique a été identique.

Paris. — Typ. A. PARENT, rue Monsieur-le-Prince, 31.
A. DAVY, successeur.

PUBLICATIONS

DE LA LIBRAIRIE ADRIEN DELAHAYE ET E. LECROSNIER

FONSSAGRIVES (J.-B), professeur de thérapeutique et de matière médicale à la Faculté de médecine de Montpellier, etc. **Traité de thérapeutique appliquée**, basé sur les indications, suivi d'un précis de thérapeutique et de posologie infantiles et de notions de pharmacologie usuelle sur les médicaments signalés dans le cours de l'ouvrage. 2 vol. in-8. . . . . 24 fr. »

WOILLEZ (E.-J.), médecin honoraire de l'hôpital de la Charité, etc. **Traité théorique et clinique de Percussion et d'Auscultation**, avec un appendice sur l'inspection, la palpation et la mensuration de la poitrine. 1 vol. in-18 avec 101 figures intercalées dans le texte . . . . 10 fr. »
Cartonné. . . . . 11 fr. »

LEGRAND DU SAULLE, médecin de la Salpêtrière, etc. **Étude médico-légale sur les testaments contestés pour cause de folie.** 1 vol in-8. . . . . 9 fr. »

LEGRAND DU SAULLE. **Etude médico-légale sur l'interdiction des aliénés et sur le Conseil judiciaire**, suivie de recherches sur la situation ridique des fous et des incapables à l'époque romaine. 1 vol. in-8. . . 8 fr. »

LEVEN, médecin en chef de l'hôpital Rothschild, etc. **Traité des maladies de l'estomac.** 1 vol. in-8. . . . . 7 fr. »

BUCHHOLTZ. **Guide élémentaire du médecin praticien.** 1 vol. in-18. Prix. . . . . 5 fr. »

PETIT (H.), sous-bibliothécaire à la Faculté de médecine de Paris, etc. **Traité de la Gastrotomie**, ouvrage précédé d'une introduction par M. le professeur Verneuil. 1 vol. in-8. . . . . 6 fr. »

LANGLEBERT. **Aphorismes sur les maladies vénériennes** suivis d'un formulaire magistral pour le traitement de ces maladies. 1 joli vol. in-32, avec fig., 2e édit., revue et augmentée. . . . . 3 fr. 50

LANGLEBERT. **La syphilis dans ses rapports avec le mariage.** 1 vol. in-12 de 332 pages. . . . . 3 fr. 50

BOSSU. **Lois et mystères** des fonctions de reproduction considérées dans tous les êtres animés, spécialement chez l'homme et chez la femme. 1 vol. in-12 avec 2 planches coloriées. . . . . 5 fr. »

MOUSSAUD. **Précis pratique des maladies des organes génito-urinaires.** 1 vol. in-12 avec fig. dans le texte. . . . . 5 fr. 50

NOTTA. **Médecins et clients.** 2e édit. 1 vol. in-18 de 188 pages. . . . . 2 fr. »

RIANT (A.), professeur d'hygiène, médecin à l'Ecole normale du département de la Seine, etc. **Leçons d'hygiène** contenant les matières du programme officiel adopté par le ministre de l'instruction publique pour les lycées et les écoles normales. 2e édit. 1 beau vol. in-18. . . . . 6 fr. »

PIORRY. **La médecine du bon sens.** De l'emploi des petits moyens en médecine et en thérapeutique. 2e édit. 1 vol. in-12. . . . . 5 fr. »

BENOIST DE LA GRANDIÈRE. **Notions d'hygiène à l'usage des instituteurs et des écoles normales primaires.** 3e édit. 1 vol. in-18. . . . . 1 fr. 50

LE BRET, président de la Société d'hydrologie médicale de Paris, etc. **Manuel médical des eaux minérales.** 1 vol. in-18. Broché, 5 fr. 50. in-8 Cartonné. . . . . 6 fr. »

GUICHET (A.). **Les Etats-Unis** (*United States America*). Notes sur l'organisation scientifique: les Facultés de médecine, les hôpitaux, la prostitution, l'hygiène, etc. 1 vol. in-18. . . . . 2 fr. 50

CULLERIER, chirurgien de l'hôpital du Midi, etc. **Des affections blennorrhagiques : Leçons cliniques** professées à l'hôpital du Midi, recueillies et publiées par le Dr Royet, suivies d'un Mémoire thérapeutique, revues et approuvées par le professeur. 1861. 1 vol. in-8 de 248 pages. . . . . . 4 fr. »

RICORD, chirurgien de l'hôpital du Midi, membre de l'Académie de médecine, etc. **Leçons sur le chancre**, professées à l'hôpital du Midi, recueillies et publiées par le Dr A. Fournier, suivies de notes et pièces justificatives et d'un formulaire spécial. 2e édit. revue et augmentée. 1 vol. in-8 de 549 pages . . . . 7 fr. »

Dr René SERRAND. **Rapports de la congestion pulmonaire et de la pleurésie aiguë avec épanchement.** 1878. 1 vol. in-8 de 114 pages 2 fr. »

Paris. — A. Parent, imp. de la Fac. de médec., rue M.-le-Prince, 31.
A. Davy, successeur.

www.ingramcontent.com/pod-product-compliance
Ingram Content Group UK Ltd.
Pitfield, Milton Keynes, MK11 3LW, UK
UKHW020503230726
13925UKWH00005B/2074

9 782013 702270